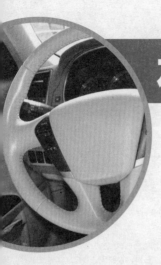

机动车驾驶员
救护手册

 中国红十字会总会　编

社会科学文献出版社
SOCIAL SCIENCES ACADEMIC PRESS (CHINA)

目 录

第一章 概 述

据《京华时报》报道，2010年3月9日晚10点左右，在北京北六环路段，央视一名女记者非亚在遭遇一起车祸后，被一名好心的路人救出。随后，非亚和这名男子试图救助车祸中第三辆车中的被困人员时，后面驶来一辆金杯车，将这两位年轻人撞死。网友们大多对勇于救人的女记者及不知名的男子表示同情和哀悼。也有网友提示称，在出车祸救人时一定要做好安全措施。

各种车辆在行驶或停放过程中发生碰撞、刮擦、碾压、翻覆、坠落（坠崖、落水等）、起火、爆炸等，造成人员伤亡或财产损失的事故，均称为交通事故（图1-1）。酒后

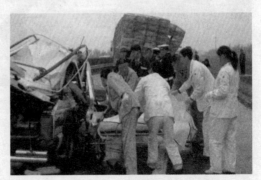

图 1-1　事故现场

驾驶是导致交通事故的罪魁祸首，而后依次为超速、不系安全带、路况差等原因。目前城市驾车新手越来越多，作为驾驶员，

首先应该做好预防工作，尽量避免事故的发生。当事故发生时，要懂得正确自救和互救。本书中所说的救护人员指的是包括驾驶员在内的非医疗专业的救护人群。

第一节 交通事故的预防

交通事故在一瞬间发生，往往造成非常严重的后果，驾驶员应当遵守交通法规，提高警惕，防止事故的发生。

一 注意驾驶安全

（1）绝不能酒后驾车。

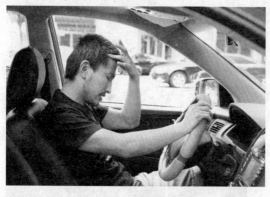

图1-2 疲劳驾驶

（2）绝不能疲劳驾车（图1-2），连续驾驶4小时必须进行休息。因为人在疲劳时注意力、判断力下降，既不能留意到危险的情况，又无法对险情作出及时、正确的反应。

（3）行车前检查车门是否已关好。

（4）不论是驾驶员还是乘客，均应注意系好安全带，尤其是副驾驶位的乘客。

（5）绝不能超速行驶。夜间行驶或者在容易发生危险的路段行驶，以及遇有某些气象条件（如沙尘、冰雹、雨、雪、雾、结冰等）时，应当降低行驶速度。

（6）行车时前方如出现障碍，应逐渐减速，不要突然刹车，以防后车追尾。

（7）在迂回曲折的道路或凹凸不平的小路上开车，要留意障碍物。

（8）在川流不息的车道上行驶时，要放慢行车速度。

（9）当车辆出现故障，需要停车检修时，驾驶员应立即开启危险警示灯，并尽力将车移至不妨碍交通的地方，如应急车道（图1-3）。如果难以移动，应持续开启危险警示灯，同时在来车方向设警告标志，必要时迅速报警。

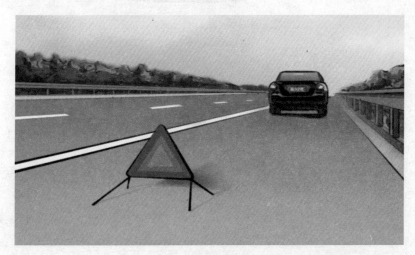

图1-3　应急车道

（10）驾驶或乘坐摩托车时必须戴安全头盔。

二　车上配备急救箱

有的车辆本身配备急救箱，如果没有，驾驶员可以自己准备一个，随车携带，有备无患。急救箱里的主要物品应包括：创可贴、碘伏棒、三角巾、无菌纱布、弹力绷带、一次性人工呼吸膜、一次性医用手套、口哨、剪刀、手电筒等（图1-4）。口哨等可以帮助驾驶员进行呼救，其他物品可以帮助驾驶员完成简单的消毒、止血和包扎处理，达到自救和互救的目的。

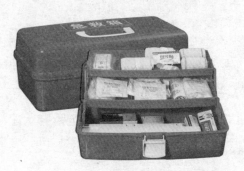

图 1-4　急救箱物品

第二节　交通事故的特点

一　现场特点

1. 次生灾害较严重

许多交通事故可能引发次生灾害，如火灾、爆炸、追尾等，有的次生灾害比交通事故本身造成的损伤更加严重，因此必须注意及时排除险情，抢救伤员，防止损害进一步扩大。

2. 周围环境较危险

交通事故发生后，车辆往往处于一种非常危险的境地（图1-5）。如车辆冲到悬崖边、撞到山坡引起落石或坠入水里等，此时驾驶员应该保持冷静，迅速对周围环境作出判断，争取生存的机会。

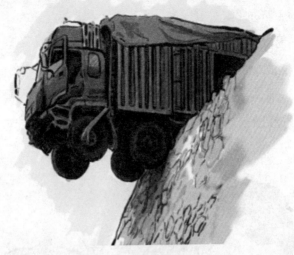

图 1-5　危险的境地

3. 事故现场较混乱

交通事故往往会在瞬间导致多名伤员出现,现场较为混乱且容易遭到破坏。当事人和过往车辆的驾驶员都有义务保护现场,维护好现场秩序,这样一是有利于救护伤员,二是有利于公安机关交通管理部门尽快勘查取证,查明原因,恢复交通。

二　伤情特点

1. 多发伤和复合伤发生率高

由于交通伤的致伤因素、致伤方式复杂多样,在同一位伤员的身上可出现多种损伤。如:车辆行驶中常突然发生意外交通事故,驾驶员和乘客瞬间向上、向前剧烈移动,胸部、腹部、双下肢易受伤。尤其是驾驶员胸部撞到方向盘上,易造成胸骨或肋骨骨折。车辆正面和侧面常被撞击,挡风玻璃容易发生破碎,致头、面部软组织刺破伤。另外,车辆的任何撞击都容易使人的脊椎尤其是颈椎受到损伤，当怀疑自己颈椎或腰椎骨折时，一定不能随意移动身体。

2. 易发生休克

车祸发生后，伤情比较严重的人员，身体常常出现多处损伤及内脏损伤，引起全身应激反应或伴有大量出血，易发生休克。严重的颅脑损伤、胸部损伤和腹部损伤患者早期死亡率高，颈椎挥鞭伤（图1-6）患者致残率高，危险性大。

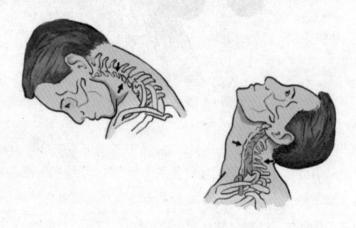

图 1-6　颈椎挥鞭伤

3. 伤情判断难，救护矛盾多

交通事故由于发生突然，伤员往往成批出现，且伤势重，伤情复杂，致伤原因难以判断，需要紧急救护和医疗设施支援，而现场往往缺乏专业医疗人员和足够的器材，这一切都给现场救护带来了困难。

第三节　现场救护的原则与程序

一　现场救护的原则

现场救护是转向医院进一步治疗的基础,其目的是维持伤员的生命;减少出血,防止休克;保护伤口,固定骨折处;防止并发症及伤势恶化;快速转运等。为达到此目的,在救护时应遵循以下基本原则。

1. 注意自我保护

交通事故的现场存在许多危险,比如事故车辆有可能发生起火、爆炸,救护人员有可能被路过车辆撞倒,或者被锐利的器物(如破玻璃)划伤,还有可能发生交叉感染。因此救护人员首先应该评估事故现场,避免险情,保证救援时的安全。为避免交叉感染,可戴手套等。对伤员进行口对口人工呼吸时,可使用呼吸膜或呼吸面罩(图1-7)。

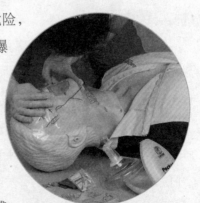

图 1-7　呼吸膜与呼吸面罩

2. 先救命后治伤

首先判断伤员是否有意识、呼吸、心跳。如呼吸、心跳骤停,立即进行心肺复苏。然后检查伤情,快速、有效止血,防止休克。

救护顺序一般为：头、胸、腹部的重要脏器损伤→脊柱、骨盆损伤→四肢损伤。

3. 先抢后救，抢中有救

尽快使伤员脱离有危险的交通事故现场，再行救治。对于危及生命的损伤，应尽快做简单处理后再使伤员脱离现场。

在救护过程中，操作要迅速、准确，动作轻巧，防止损伤加重。同时关心体贴伤员，给予其充分的心理安慰。

二　现场救护的程序

交通事故现场的情况错综复杂，尤其是同时有多人受伤或伤情十分严重时，现场救护更需要快速、有效。下列程序有助于救护人员做到这一点。

1. 现场评估，迅速呼救

（1）对现场的安全性、伤员的伤情迅速作出判断，确定伤员人数。

（2）了解致伤因素，判断危险是否已解除。

（3）注意是否有伤员被困于变形的车辆中，是否需要消防等部门使用专门工具解救。

（4）拨打急救电话120、110、122、119等。

2. 移出伤员，开展救治

（1）当汽车有着火、爆炸等危及伤员生命的情况时，应按正确方法将伤员移出危险环境。

（2）疑有骨折者，应尽量简单固定伤处后再行搬运。

（3）实行先救命、后治伤的原则，如呼吸、心跳停止，应立即进行心肺复苏。

（4）大血管损伤出血时立即止血。

（5）包扎伤口，固定骨折处。

（6）对意识清醒的伤员可询问其伤在何处，立刻检查伤处，进行对症处理。

3. 保护现场，后送伤员

（1）保护现场，以便给事故责任划分提供可靠证据，并采用最快的方式向公安机关交通管理部门报告。

（2）瞬间出现大量伤员时，要协助专业救护人员进行伤情分类并转送医院。转送途中要随时监护伤员的变化。Ⅰ类伤员尽快转送医院及时抢救，可明显降低死亡率。伤情分类见表1-1。

表1-1　伤情分类表

类别	程度	标志	伤　　情
Ⅰ	危重伤	红色	严重颅脑损伤、大出血、昏迷、各类休克、严重挤压伤、内脏伤、张力性气胸、颌面部伤、颈部伤、呼吸道烧伤、大面积烧伤(30%以上)
Ⅱ	重　伤	黄色	胸部伤、开放性骨折、小面积烧伤(30%以下)、长骨闭合性骨折
Ⅲ	轻　伤	绿色	无昏迷、休克的头颅损伤和软组织伤
0	致命伤	黑色	按有关规定对死者进行处理

第二章　现场评估与呼救

案例启示

据《新安晚报》报道，2011年9月3日晚，聂德贵在骑摩托车回家途中，与一辆左拐的轿车相撞摔倒。轿车司机见状慌忙拨打了120、110，并从车上拿出一个锅形电视接收器摆在来车方向约100米处。然而，由于事故现场没有路灯，一辆机动三轮车司机未能发现路中间的聂德贵，致使三轮车从聂德贵身上碾轧过去。警方提醒：事故发生后，保护现场、将伤者转移到安全地段尤其重要。车辆出行时，车上应当配备警示用的反光标志。

第一节　现场评估

在现场的救助中救护人员首先应注意可能对自己、伤员或旁观者造成的伤害及进入现场的安全性，其次是对各种损伤情况进行评估，对损伤的原因进行判断，最后确定受伤人数。在数秒钟内完成评估，寻求医疗帮助。评估时必须迅速、冷静，控制情绪，尽快了解情况。

一 现场安全性评估

进行事故现场安全性评估时，可按以下提示操作，以保护自身，免受意外伤害。

(1) 在高速公路上发生交通事故时，要警惕前面的汽车司机出于好奇而突然减慢速度引发追尾。

(2) 发现交通事故而停车救助时，请将自己的车停得离事故地点尽可能远些。

(3) 稳固事故车辆，关闭其点火装置，拉紧手刹或用石头固定车轮，防止车辆滑动。

(4) 晚上最好穿发亮的或反光的衣服(图2-1)，并使用手电筒。

(5) 在距离事故地点50～100米的每个方向摆放警示三角(图2-2)。高速路上需要距离事故地点150～200米。

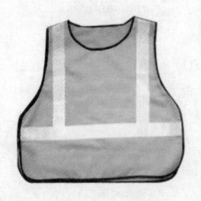

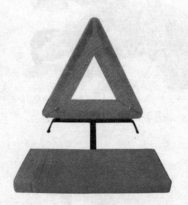

图 2-1　反光衣服　　　　　　　图 2-2　警示三角

(6) 请求其他人协助参与救护工作，一来可以增加人力，分别承担呼救、救护等工作；二来可以作为彼此的见证，以免被人误会。

(7) 小心地接近事故区，走走停停，注意有无危险情况。

(8) 不要吸烟。同时看车上是否有危险品或危险品标志，如有，要及时通知消防部门。应警惕车辆中的油料燃烧、毒物泄漏和爆炸的可能性。

(9) 保护现场，维持秩序，同时密切注意周围环境，防止其他危险发生。

(10) 看看周围是否有合适的场地，可临时安置伤员。

二 伤员伤情评估

发现伤员后，尤其是处在情况复杂的现场，救护人员需要首先确认并立即处理威胁生命的情况。先检查伤员的意识、气道、呼吸、循环体征等，再对伤员的头部、颈部、胸部、腹部、骨盆、脊柱、四肢进行检查，看有无开放性损伤，大出血，骨折畸形、触痛、肿胀等。

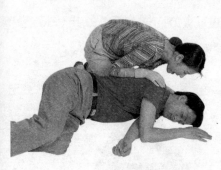

图 2-3 判断意识

(1) 判断意识。先判断伤员神志是否清楚。在大声呼唤、轻拍肩膀时伤员睁眼或有肢体运动等反应，表示伤员有意识。如伤员对上述刺激无反应，则表明意识丧失，已陷入危重状态（图2-3）。

(2) 检查气道。保持气道通畅对于呼吸是必要条件。如伤员有反应但不能说话、不能咳嗽，可能存在气道阻塞，必须立即检查气道，清除阻塞物（图2-4）。

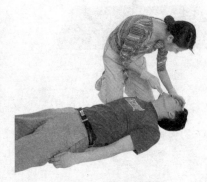

图 2-4 检查气道

（3）检查呼吸。正常人呼吸12～18次/分钟，危重伤员呼吸变快、变浅乃至不规则，呈叹息样。在交通事故中伤员出现呼吸困难，应警惕肋骨骨折或其他胸部损伤。

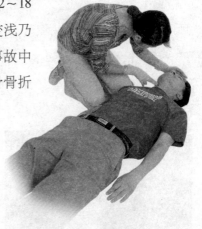

（4）检查循环体征。正常成人心跳60～100次/分钟，儿童110～120次/分钟。心跳反映在腕部的桡动脉和颈部的颈动脉（图2-5）。严重的创伤、大出血等危及生命时，心跳或加快（超

图 2-5　判断脉搏

过120次/分钟）或减慢（40～50次/分钟）或不规则（忽快忽慢，忽强忽弱），均为心脏呼救的信号，都应引起重视。同时，从伤员皮肤的温度、颜色的变化也可以知道循环和氧代谢状况，如伤员的面色苍白或青紫，口唇、指甲发绀，皮肤发冷等，表示循环和氧代谢情况不佳。

（5）检查瞳孔反应。正常时双眼的瞳孔是等大正圆的，遇到强光时能迅速缩小。当伤员脑部受伤、脑出血时，瞳孔可能缩小为针尖大小，也可能扩大到黑眼球边缘，对光线不发生反应或反应迟钝。有时因为出现脑水肿或脑疝，双眼瞳孔一大一小。瞳孔的变化揭示了脑损伤的严重程度（图2-6a、b）。

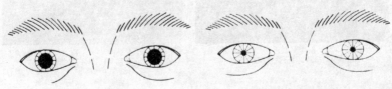

图 2-6a　瞳孔扩大　　　　图 2-6b　瞳孔缩小

(6) 检查头部（图2-7）。是否有出血、肿胀、骨折，看鼻孔、耳道内是否有血液或脑脊液流出。

(7) 检查颈部（图2-8）。伤者平卧，救护人员用手指从上到下按压伤者颈部后正中，询问是否疼痛，如有疼痛，则可断定为颈椎骨折。

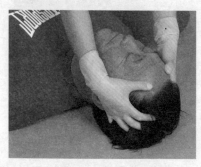

图 2-7　检查头部　　　　　　　　　图 2-8　检查颈部

(8) 检查胸部（图2-9）。询问疼痛部位，观察呼吸情况，判断是否有肋骨骨折。

(9) 检查骨盆（图2-10）。询问疼痛部位，双手挤压伤者骨盆两侧，如有疼痛，则可断定为骨盆骨折。

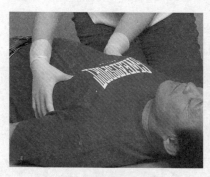

图 2-9　检查胸部

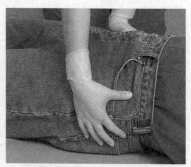

图 2-10　检查骨盆

第二节　迅速呼救

发生交通事故后,应迅速拨打110、122电话报警,同时拨打120或999电话(北京地区)启动救援医疗服务系统(图2-11)。当伤员被困在车里时,还须拨打119电话,通知消防部门前来解救。

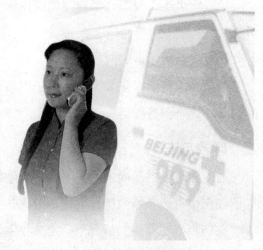

图2-11　紧急呼救

一　呼救内容

拨打呼救电话时,必须用最精练、准确的语言说明伤员目前的情况及伤势程度,伤员的人数及存在的危险,需要何种急救。如果不清楚身处位置的话,不要惊慌,因为救援医疗服务系统控制室可以通过地球卫星定位系统追踪报告人的正确位置。一般应简要清楚地说明以下几点。

(1) 你(报告人)的电话号码和姓名,伤员姓名、性别、年龄和联系电话。

(2) 发生事故的地点,尽可能指出附近街道的交会处或其他显著特征。

(3) 事故的性质,如车撞车、车撞物、翻车等。有无其他次生灾害，如起火、爆炸、建筑物倒塌等。

（4）受伤人数及伤员目前最危重的情况，如昏倒、呼吸困难、大出血等。

（5）伤员是否被困在车里（如肢体被卡住），是否需要特殊解救。

（6）现场所采取的救护措施。

如报告人情绪紧张，无法一下子说清，则仔细听120话务员的询问，逐一回答即可。

二 呼救方法

在专业急救人员尚未到达时，如果有多人在现场，则一部分人留在伤员身边开始救护，另一部分人拨打电话呼救。

在伤员心跳骤停的情况下，为挽救生命，抓住"救命的黄金时刻"，应立即进行心肺复苏，然后迅速地拨打电话。如有手机在身，可将手机设置为"免提"，一边打电话，一边进行抢救，或者在进行1～2分钟心肺复苏后，在抢救间隙"快打电话"。

第三章　伤员的转移

据《燕赵都市报》报道，2013年7月23日凌晨2时10分许，两名民警驾车巡逻时遇见一起交通事故，只见一人满脸是血，被压在四脚朝天的农用拖拉机下面动弹不得，此时拖拉机内的油不断涌出。于是民警立即安排人员指挥交通，防止过往车辆对事故车造成二次伤害，同时与好心的路人协力将伤者救出，并紧急拨打120前来救护，还将此情况通知了事故科。最终伤者转危为安。

第一节　紧急移动

交通事故现场抢救的原则是先抢后救，抢中有救。应使伤员尽快脱离事故现场，及时得到救治。但在移动中不要鲁莽拖拽、拉起伤员，要注意伤员是否有骨折等情况，采用正确的方法搬移。

一　移动原则

（1）迅速观察现场是否安全并判断伤情。

（2）不要无目的地移动伤员。

（3）如有危及生命的伤情，先进行简单处理后再移出。

（4）伤员体位要适宜、舒服。

（5）保持伤员的脊柱及肢体在一条轴线上，保护其颈部，防止损伤加重（图3-1）。

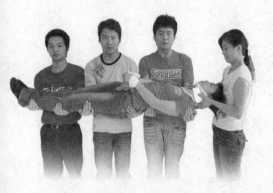

图 3-1　保持脊柱与肢体在一条轴线上

（6）动作要轻巧、迅速，避免不必要的损伤。

（7）注意伤情变化并及时处理。

二　移动及摘头盔方法

1. 从驾驶室移出

车祸时会发生剧烈的撞击，驾驶员头颈部往往由于撞击力的作用而受伤。被撞击车辆很可能会燃烧或爆炸，此时应尽快将驾驶员移至车外。

（1）打开车门，第一救护人员用胸背锁方法（图3-2）将伤员头、颈、胸部固定并轻轻将其上半身抬起垂直于驾驶位。

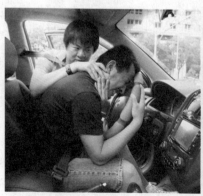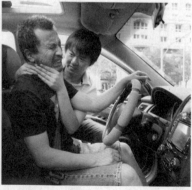

图 3-2　胸背锁方法

（2）第二救护人员将伤员的安全带解开后，由后侧车门进入，用头锁方法（图3-3）固定伤员头部。

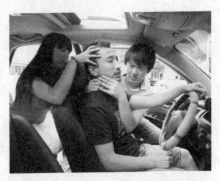

图 3-3　头锁方法

（3）第一救护人员在伤员头部固定后，松开胸背锁，测量伤员颈部高度，选取合适的颈托并为其戴好（图3-4）。

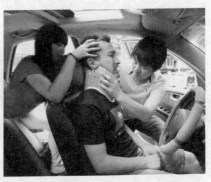

图 3-4　戴好颈托

（4）第一救护人员在确认伤员上、下肢无明显损伤时，保护其脊柱（可用木板固定背、腰部，也可用救护人员的前胸紧贴伤员后背起到固定作用），在第二救护人员的配合下将伤员移出驾驶室（图3-5）。

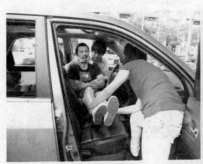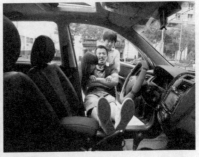

图 3-5　将伤员移出驾驶室

2. 脊柱骨折搬移法

（1）一名救护人员在伤员的头部，为其戴上专门的颈托或自制颈托进行固定。

（2）另外三名救护人员位于伤员的同一侧（一般为右侧），分别处于伤员的肩背部、腰臀部、膝踝部。将双手掌平伸到伤员的对侧。

（3）四名救护人员均单膝跪地。

（4）四名救护人员同时用力，保持脊柱为中立位，平稳地将伤员抬起（图3-6），放于脊柱板或木板上。也可将伤员直接平移到脊柱板或木板上。

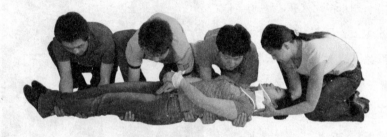

图3-6　准备抬起伤员

（5）用头部固定器或布带固定伤员头部。

（6）用6～8条固定带将伤员固定于脊柱板或木板上（图3-7），由2～4人搬移。

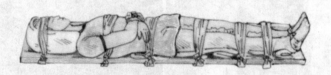

图3-7　木板固定

对于疑似脊柱骨折的伤员，如果现场环境安全，伤员生命体征平稳，应尽量避免移动伤员，尽快呼叫120。

3. 骨盆骨折搬移法

(1) 固定伤员骨盆（图3-8）。

(2) 三名救护人员位于伤员的同一侧。

(3) 一名救护人员位于伤员的胸部,伤员的手臂抬起置于他的肩上;另一名位于腿部;最后一名专门保护骨盆（图3-9）。

(4) 三名救护人员双手平伸,同时用力,抬起伤员放于硬板担架上并固定。

(5) 伤员骨盆两侧用沙袋或衣物等固定,防止途中晃动。

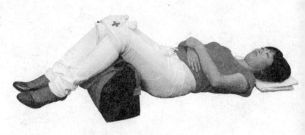

图 3-8 固定伤员骨盆

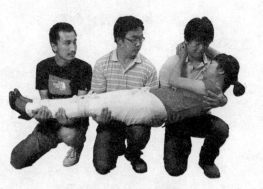

图 3-9 骨盆骨折搬运

(6) 如伤员同时伴有上臂骨折,固定后上臂用衣物垫起,与胸部相平行,肘部屈曲放于胸腹部。

(7) 胸部、腰部、膝部用宽布带固定于担架上。防止途中颠簸和晃动。

4. 对头盔的处理

为保护头部,骑摩托车的人应戴头盔,但发生车祸时,由于头盔的存在往往会引起伤员呼吸困难,同时也会影响对头颈部伤情的检查及处理,所以一旦发生事故应尽快将头盔摘下（图3-10）。

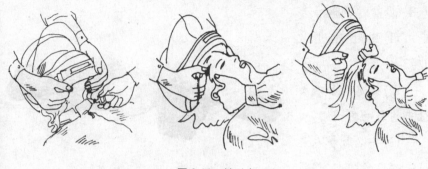

图 3-10 摘头盔

（1）一名救护人员固定伤员头颈部，松开头盔扣环或割断套住下颌的安全带。

（2）另一名救护人员用力将头盔的边缘向外扳开，解除夹住头部的压力，然后再把头盔向上、向后托起即可摘下。

（3）如果伤员是清醒的，应嘱其自己取下头盔。

第二节　正确搬运

一　徒手搬运

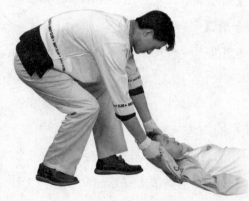

图 3-11　衣服拖行

（1）拖行法：现场环境危险，必须将伤员移到安全区域时用此法（图3-11）。

（2）扶行法：用来扶助伤势轻微并能自己行走的清醒伤员。

（3）抱持法：用于

运送受伤儿童和体重轻的伤员。

（4）爬行法：适用于在狭小空间及火灾烟雾现场的伤员搬运（图3-12）。

（5）杠轿式：为两名救护人员的搬运方法（图3-13）。

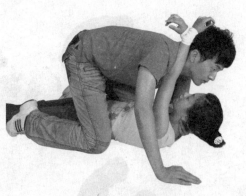

图 3-12　爬行法

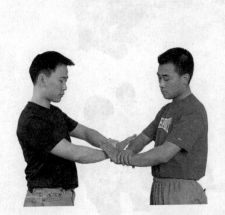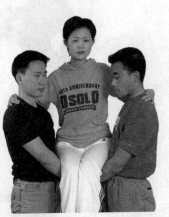

图 3-13　杠轿式

二　担架搬运

担架是现场救护搬运中最方便的用具。2～4名救护人员按正确方法将伤员轻轻移上担架并固定。搬运要点如下。

（1）将伤员固定于担架上。

（2）伤员的头部向后，足部向前，以便后面抬担架的人观察伤员的病情变化（图3-14）。

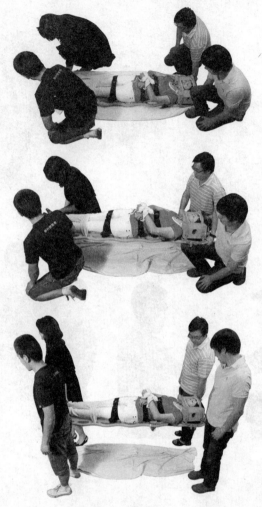

图 3-14　抬担架方法

（3）抬担架人的步调一致。

（4）向高处抬时，前面人要将担架放低，后面人要抬高，以使伤员保持水平状态；向低处抬则相反。

（5）一般情况下伤员多采取平卧位，有昏迷时头部应偏向一侧，有脑脊液耳漏、鼻漏时头部应抬高30°，防止脑脊液逆流和窒息。

担架的种类一般有铲式担架、脊柱板、帆布担架、毛毯担架(图3-15a、b)等,其中帆布担架和毛毯担架不适宜骨折伤员的搬运。

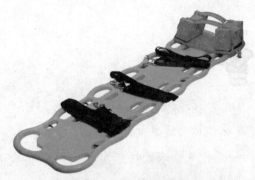

图 3-15a 脊柱板

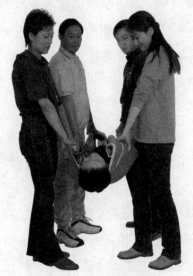

图 3-15b 毛毯担架

第四章　创伤救护

据《人民公安报》报道，2012年10月13日，交警刘安在巡逻时发现一起交通事故，立即报告中队，并拨打了120和122，然后想把受伤老人扶起抱在怀中。"但我的手刚一接触他的后脑勺，就感觉到液体流过，这才知道老人在出血。"刘安二话没说，脱下制服垫在老人的头下，又脱下内衣将老人的头部包住，"我担心老人会出现失血性休克，制服太硬，而我的内衣是棉质的，吸水性应该更好一点，对他进行了简单的包扎。"

第一节　止血包扎方法

创伤救护包括止血、包扎、固定、搬运四项技术，其中搬运技术详见第三章内容。在交通事故的现场救护中常常用到的有创伤的止血、包扎，四肢骨折的固定，肢体离断伤等特殊伤口的处理。

一　止血方法

交通事故中，如果伤员失血过多，将出现失血性休克，表现为面色苍白、四肢发凉、烦躁不安、脉搏细弱等，所以应采取有效的止血措施。

1. 指压止血法（图4-1a～d）

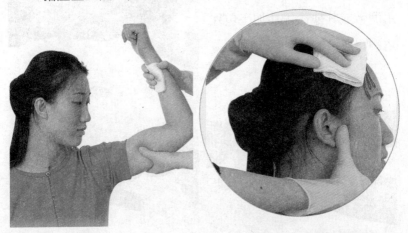

图 4-1a　压迫肱动脉　　　　　图 4-1b　压迫颞浅动脉

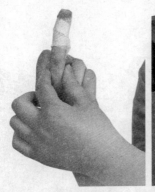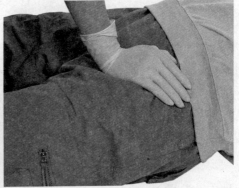

图 4-1c　压迫指动脉　　　　　图 4-1d　压迫股动脉

（1）直接压迫止血：用清洁的敷料盖在出血部位，直接压迫止血。

（2）间接压迫止血（一种辅助止血方法）：用手指压迫伤口近心端的动脉，阻断动脉血运，能有效地达到快速止血的目的。

2. 加压包扎止血法

用敷料或其他洁净的毛巾、手绢、三角巾等覆盖伤口，再用绷带或其他代用品加压包扎达到止血目的（图4-2a～c）。

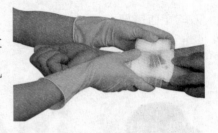

图 4-2a　敷料盖伤口

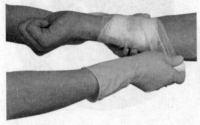

图 4-2b　绷带包扎

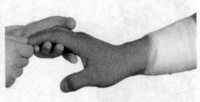

图 4-2c　检查血运

3. 填塞止血法

用消毒纱布、敷料（如无，用干净的布料替代）填塞在伤口内，再用加压包扎法包扎（图4-3）。

躯干部出血不能使用此种方法止血。

4. 止血带止血法

此为使用其他止血方法不能奏效时的最后一种止血方法。上肢大出血时上止血带的部位在上臂上1/3处，下

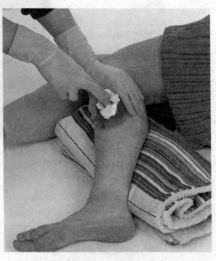

图 4-3　填塞止血

肢大出血时在大腿中上段。用时要注意使用的材料、止血带的松紧程度、标记时间、定期开放等问题（图4-4a～c）。

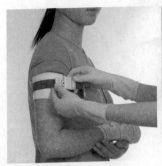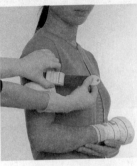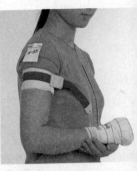

图 4-4a　上止血带　　　图 4-4b　拉紧扣环　　　图 4-4c　标明时间

如无止血带，可用布带等代替（图4-5a～e），切忌使用铁丝、

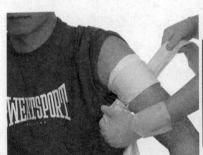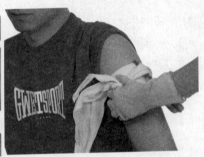

图 4-5a　绷紧布带　　　　　图 4-5b　打活结 穿绞棒

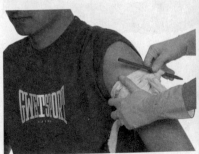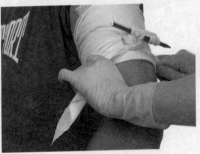

图 4-5c　绞紧　　　　　　　图 4-5d　固定绞棒

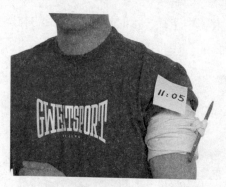

图 4-5e 标时间

电线、绳索等。

二 包扎方法

快速、准确地将伤口用自粘贴、尼龙网套、纱布、绷带、三角巾或现场可以利用的布料等包扎，是外伤救护的重要一环。它可以起到快速止血、保护伤口、防止进一步污染、减轻疼痛的作用，有利于对伤员的转运和进一步治疗。

1. 绷带包扎

(1) 手部"8"字包扎（图4-6）。

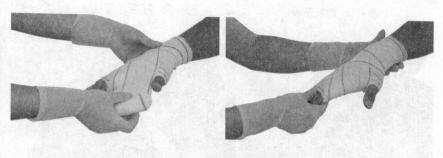

图 4-6 手部"8"字包扎

(2) 螺旋包扎（图4-7）。

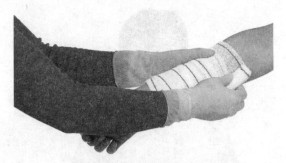

图 4-7　螺旋包扎

2. 三角巾包扎

(1) 头顶帽式包扎（图4-8）。头部损伤是交通事故中的常见伤害，如果伤员神志清楚，呼吸脉搏正常，可在止血、包扎处理后，扶伤员倚靠墙或树坐下，并用垫子将头和肩部垫好。

(2) 单肩包扎（图4-9）。

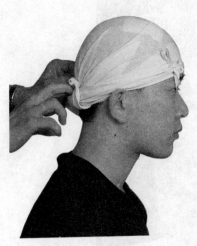

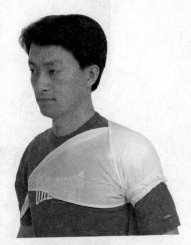

图 4-8　头顶帽式包扎　　　　图 4-9　单肩包扎

(3) 胸部包扎(图4-10)。

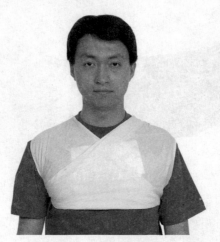

图 4-10　胸部包扎

(4) 全腹部、侧腹部包扎(图4-11a、b)。

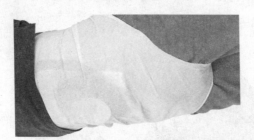

图 4-11a　全腹部包扎

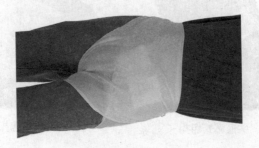

图 4-11b　侧腹部包扎

(5) 手(足)部包扎(图4-12)。

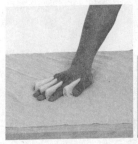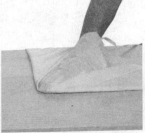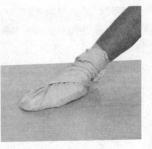

图 4-12 手部包扎

(6) 膝(肘)部包扎(图4-13)。

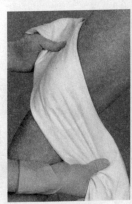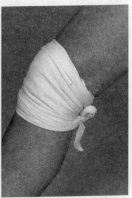

图 4-13 膝部包扎

三 特殊伤口的处理

(1) 大而复杂的伤口现场不冲洗、不复位、不乱用药。

(2) 肢体离断伤处理 (图 4-14a、b)。严重的交通事故可造成肢体离断,如伤口出血多,呈喷射性,要先用指压止血法止血,然后上止血带,再行

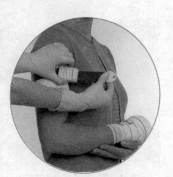

图 4-14a 止血

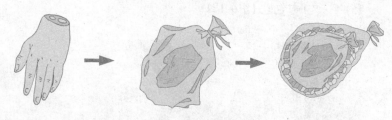

图 4-14b　离断肢体处理

包扎，否则仅行残端加压包扎法即可。离断的肢体要用布料包好，外面套一层塑料袋，放在另一装有冰块或冰棍的塑料袋中保存。

（3）内脏脱出处理（图4-15a～d）。发现腹部有内脏脱出时，不要将脱出物送回腹腔，以免引起腹腔感染。

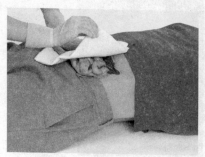

图 4-15a　盖敷料

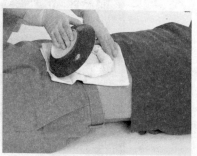

图 4-15b　加圈，盖碗

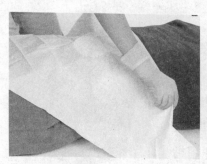

图 4-15c　盖三角巾

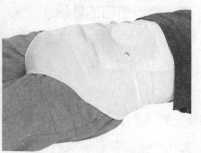

图 4-15d　腹部包扎

（4）伤口异物处理（图 4-16）。不拔除异物，固定异物并包扎。

（5）颅底骨折有耳鼻漏者，现场不冲洗、不堵塞。

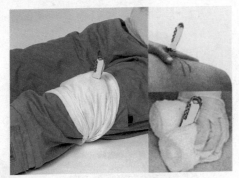

图 4-16 伤口异物处理

第二节 骨折固定方法

1. 前臂骨折固定

（1）利用夹板固定（图4-17a～c）。

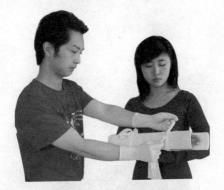

图 4-17a 固定骨折上、下端

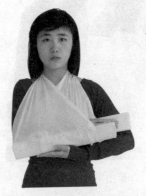

图 4-17b 大悬臂带悬吊伤肢

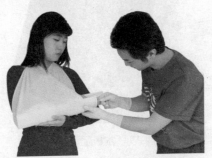

图 4-17c 检查末稍血液循环

(2) 利用就便器材固定（图4-18a、b）。

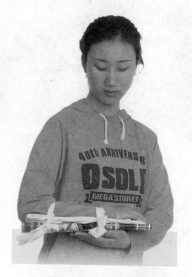

图 4-18a 杂志固定

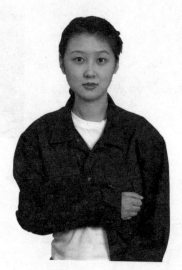

图 4-18b 衣服固定

2. 上臂骨折固定（图4-19a、b）

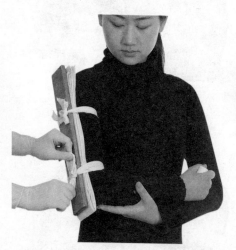

图 4-19a 木板固定

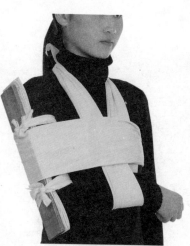

图 4-19b 小悬带悬吊

3. 大腿骨折利用健肢固定（图4-20）

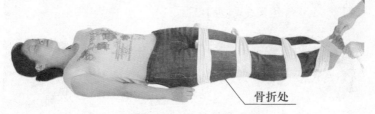

骨折处

图 4-20 大腿骨折健肢固定

4. 小腿骨折利用健肢固定（图4-21）

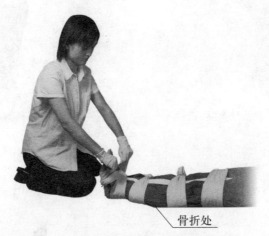

骨折处

图 4-21 小腿骨折健肢固定

5. 骨盆骨折固定（图4-22）

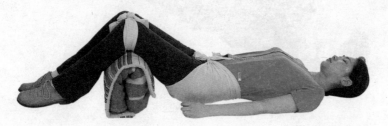

图 4-22 骨盆骨折固定

6. 颈椎骨折固定

（1）利用颈托固定（图4-23a、b）。

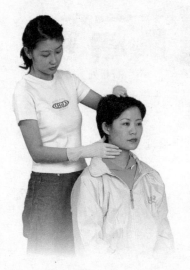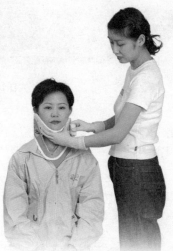

图 4-23a 测颈部高度，选颈托　　　图 4-23b 上颈托并固定

（2）利用颈托、头部固定器、脊柱板固定（图4-24）。

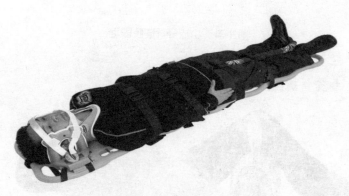

图 4-24 脊柱板固定

(3) 利用自制颈托固定（图4-25）。

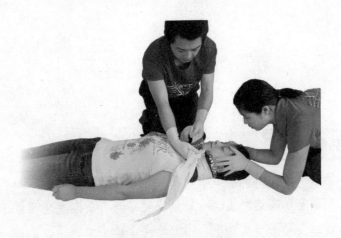

图 4-25 自制颈托固定

(4) 利用木板固定（可见第三章图3-7）。

第五章　心肺复苏

案例启示

　　据《扬子晚报》报道，2013年4月28日上午7点左右，在南京宁马高速路上，一辆别克轿车与大货车发生碰擦，大货车失控后发生侧翻。一对护士夫妻上班时正好路过，见有人呼救，立即上去帮忙。经过检查，他们发现伤者呼吸微弱，还有救，于是立刻清理出堵在伤者口腔里的血液，并为其做心肺复苏。由于救援车辆迟迟没有赶到，他们就一直坚持着，轮流给伤者做人工呼吸，足足抢救了半个多小时。

第一节　心肺复苏术

一　心肺复苏适应证

　　心肺复苏（Cardiopulmonary Resuscitation CPR）适用于由多种原因引起的呼吸、心跳骤停的伤员。如交通事故中的严重复合伤、碾压伤等。

二 心肺复苏操作程序

1. 判断意识

轻拍伤员肩膀，高声呼喊："喂，你怎么了！"（图5-1）如伤员对轻拍、呼唤无反应，可判断其昏迷无意识。交通事故后产生昏迷的原因有天气炎热、缺氧、头部受到猛烈撞击以及各种原因的中毒等。

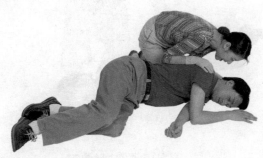

图 5-1 判断意识

2. 高声呼救

"快来人呀，有人晕倒了，我是救护员，请先生（女士）帮忙快拨打急救电话，有会救护的请来协助我。"（图5-2）

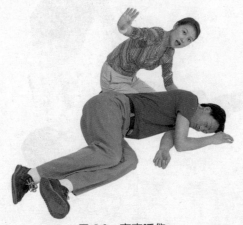

图 5-2 高声呼救

3. 将伤员翻成仰卧姿势，放在坚硬的平面上

（1）将伤员双侧上臂向上伸直，将其远侧的下肢搭在近侧的肢体上（图5-3）。

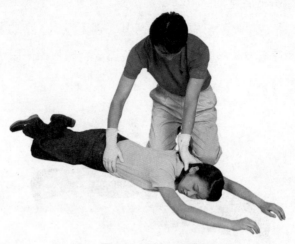

图 5-3　双侧上臂伸直

（2）保护颈部翻身（图5-4）。

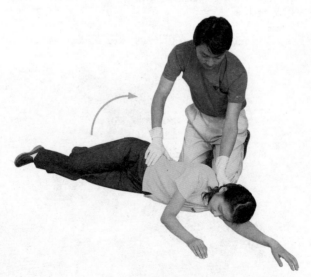

图 5-4　保护颈部翻身

(3) 将伤员翻转为心肺复苏体位（图5-5）。

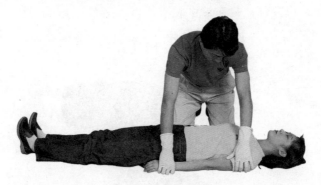

图 5-5　心肺复苏体位

(4) 救护人员双腿跪于伤员一侧（最好跪于右侧）（图5-6）。

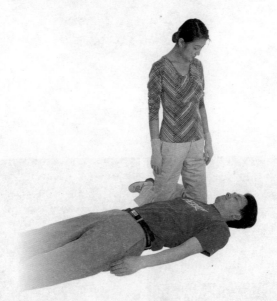

图 5-6　救护员体位

4. 胸外心脏按压

(1) 按压部位：胸部正中乳头连线水平（胸骨下1/2处）（图 5-7a～d)。

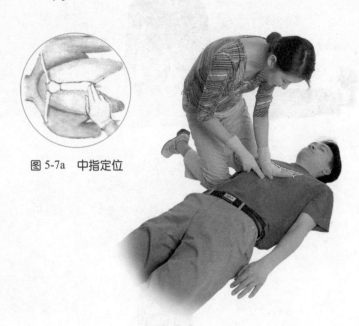

图 5-7a　中指定位

图 5-7b　胸外按压定位

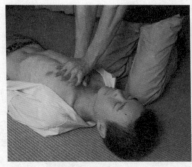

图 5-7c　错误示例：
　　　　选位置不准确, 过于靠上

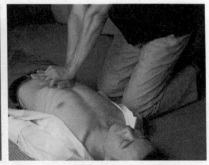

图 5-7d　错误示例：
　　　　选位置不准确, 过于靠下

(2) 按压方法：双手掌根同方向重叠，十指相扣，掌心翘起，手指离开胸壁，上半身前倾，双臂伸直，垂直向下，用力、有节奏地按压30次（图5-8a～c）。按压与放松的时间相等，下压深度至少为5厘米，按压频率至少为100次/分钟。

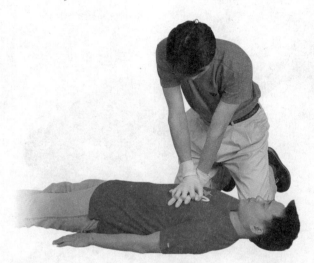

图 5-8a 胸外心脏按压

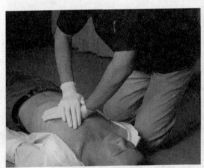

图 5-8b 错误示例：
双臂没有垂直向下按压

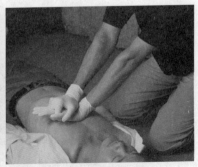

图 5-8c 错误示例：
上半身没有前倾

5. 打开气道

成人：用仰头举颏法（图5-9）打开气道，使下颌角与耳垂连线垂直于地面（90°）。

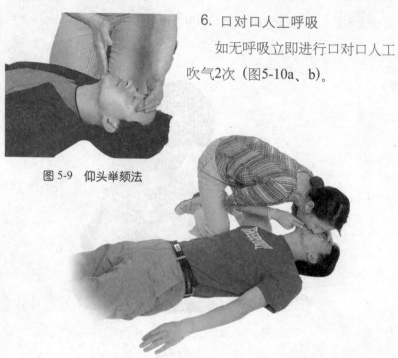

6. 口对口人工呼吸

如无呼吸立即进行口对口人工吹气2次（图5-10a、b）。

图5-9　仰头举颏法

图5-10a　口对口吹气

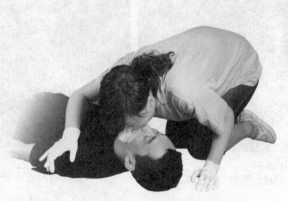

图5-10b　错误示例：没有打开气道直接吹气

用放在伤员前额的手的拇指、食指捏紧伤员的鼻翼，吸一口气，用双唇包严伤员口唇周围，缓慢、持续地将气体吹入（吹气时间为1秒钟）。吹气量以胸廓隆起为宜，吹气频率为10～12次/分钟。

单人心肺复苏时，胸外心脏按压与口对口人工吹气之比为 30∶2（图5-11）。

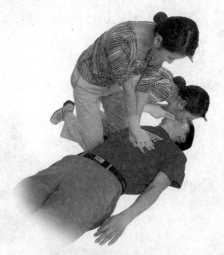

图 5-11　单人心肺复苏

7. 儿童心肺复苏与成人心肺复苏的不同点

（1）胸外心脏按压：选位置与成人相同，双手掌根重叠或单手掌根有节奏地垂直向下按压30次，下压深度至少为胸廓前后径的1/3（大约5厘米），按压频率至少为100次/分钟（图5-12）。

（2）儿童打开气道：下颌角与耳垂连线与地

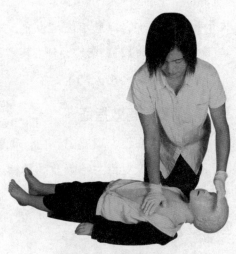

图 5-12　儿童胸外按压

面呈60°（图5-13）。

(3) 口对口人工吹气2次（图5-14）：吹气方法与成人相同，

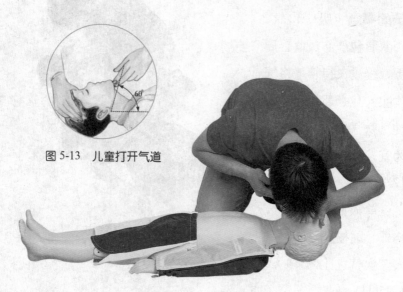

图 5-13　儿童打开气道

图 5-14　人工吹气

吹气量适当减少，以胸廓隆起为宜。

吹气频率为12~20次/分钟。

按压与吹气之比为30：2。

三　心肺复苏有效指征

(1) 伤员面色、口唇由苍白、青紫变红润。

(2) 伤员恢复自主呼吸及脉搏搏动。

(3) 伤员眼球活动，手足抽动，呻吟。

四　复原（侧卧）位

将心肺复苏成功或无意识但有呼吸及心跳的伤员翻转为复原（侧卧）位。

（1）救护人员位于伤员一侧，将靠近自身的伤员的手臂肘关节屈曲置于头部侧方（图5-15）。

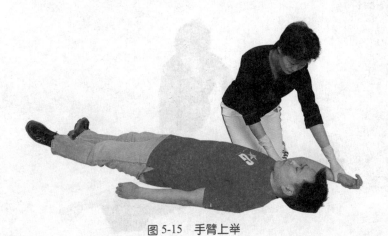

图 5-15　手臂上举

（2）将伤员另一手臂肘部弯曲置于对侧肩部（图5-16）。

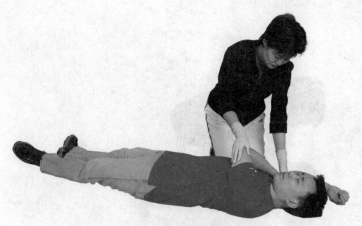

图 5-16　手臂弯曲置于对侧肩部

（3）将伤员远离救护人员一侧的下肢屈曲，救护人员一手扶住伤员膝部，另一手扶住伤员肩部，轻轻将伤员翻转成侧卧姿势（图5-17）。

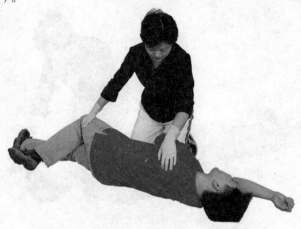

图 5-17　翻转伤员

（4）将伤员置于肩部的手掌心向下，置于面颊下方，轻轻打开气道（图5-18a、b）。

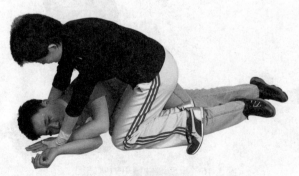

图 5-18a　手置于面颊下方

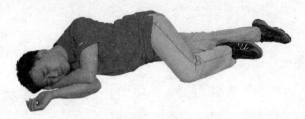

图 5-18b 复原体位

第二节 体外心脏除颤

体外心脏除颤适用于心室纤颤的伤员。

一 自动体外除颤器（AED）的使用

如车上配备自动体外除颤器(AED)，可参照以下步骤进行操作。

(1) 首先评估伤员的情况，在其无意识、无呼吸、无脉搏，出现心室纤颤、室性心动过速的情况下使用AED（图5-19）。

(2) 按下开关，将一个电极

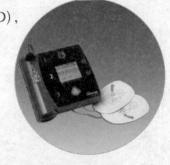

图 5-19 自动体外除颤器(AED)

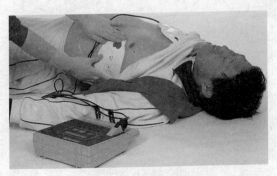

图 5-20 心脏电除颤

片贴在伤员裸胸的右锁骨下方，另一个贴在左乳房外侧，再将电极与AED连接（图5-20）。除颤时救护人员及在场的所有人员不要接触伤员身体。

（3）分析后确认需要除颤，AED发出充电信号，自动充电完毕后，按动除颤放电键，完成一次除颤。

（4）电击后立即进行5个周期的CPR（大约2分钟），然后检查心跳是否恢复。

二　胸前区捶击

胸前区捶击不应该用于无目击者的院外心脏骤停。如果伤员出现不稳定型室性心动过速（包括无脉性室性心动过速），而无法立即使用除颤器，则可以考虑在目击者监护下进行胸前区捶击，但不能因此延误给予CPR和电击。

（1）定位：同胸外心脏按压部位（图5-21）。

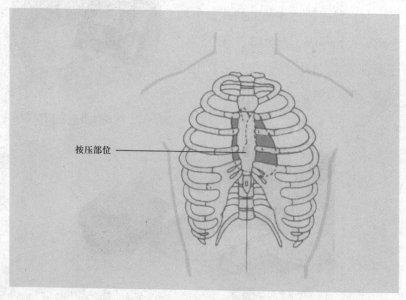

按压部位

图 5-21　按压部位

（2）操作：救护人员一手掌根置于伤员胸部正中乳头连线水平，另一手紧握拳头，距伤员胸壁30～40厘米高度捶下（图5-22）。只捶击一次，如无效，立即实施心肺复苏。

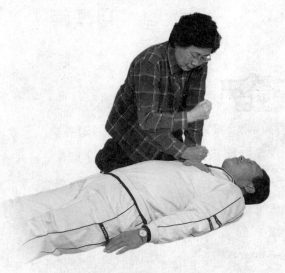

图 5-22　胸前区捶击

第六章 阅读篇

案例启示

据《新京报》报道，2012年7月21日晚，北京下暴雨，导致广渠门桥下积水4米,丁先生驾驶黑色越野车被困在水里,给妻子打电话求救。"丈夫让我代为报警。"丁妻回忆,丁先生说他被困在广渠门桥下的积水中，外面水压太大,他打不开车门,打电话报警总是占线。最后，等到救援人员将丁先生救出送到医院，他还是因肺部积水太多抢救无效离世。

第一节 常见事故应急自救

一 冲出路面时的应急自救

当汽车冲出路面时，驾驶员不要惊慌失措，应尽量保持车辆的平衡。车子停稳以后，车上人员有序下车，以免造成翻车。

（1）车身不稳时不要下车。

（2）前轮悬空时先让前面乘客逐个下车，后轮悬空时先让后面乘客逐个下车。

（3）切断汽车电路，防止发生火灾。

（4）汽车发生翻滚时，驾驶员应握紧方向盘，尽量与车子保持在一条轴线上翻滚，避免身体在车内来回碰撞。同时嘱咐乘客紧靠座椅后背（图6-1）。

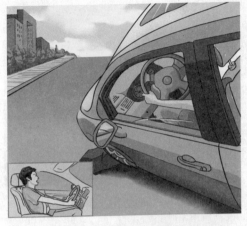

图 6-1　汽车翻滚时的应急自救

二　刹车失灵时的应急自救

如果行车途中刹车失灵，应立即换挡并启用手刹（图6-2），同时要注意以下几点。

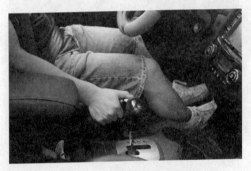

图 6-2　换挡并启用手刹

（1）不要猛拉手刹，应由轻缓逐渐用力，直至停车。

（2）小心地驶离车道，将车停在边坡上。

（3）如遇到较陡的下坡，为了减速，可以不断冲撞篱笆或灌木丛等障碍物。还可以使用喇叭、警示灯、前灯等求救。

三　发生撞车时的应急自救

遇到不可避免的撞车时，驾驶员应保持冷静，尽可能地保护自己和他人的安全，减小损失。

（1）安全带可以阻止人在紧急刹车时冲向挡风玻璃。如没系

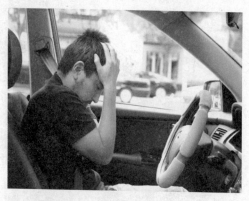

图 6-3　驾驶员的自护姿势

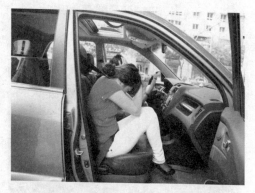

图 6-4　副驾驶位乘客的自护姿势

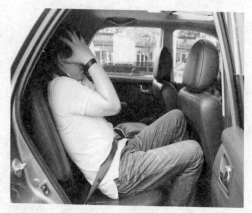

图 6-5　后座乘客的自护姿势

安全带则不要硬撑着去对抗冲撞。

（2）驾驶员在发生冲撞的瞬间应尽量远离方向盘，双臂夹胸，双手抱头（图6-3）。

（3）副驾驶位的乘客要抱住头部躺在座位上，或者双手握拳，用手腕护住前额，同时屈身抬膝保护好胸、腹部（图6-4）。

（4）后座的乘客迅速向前伸出一只脚，顶在前面座椅的背面，并在胸前屈肘，双手张开，护住头面部，背部后挺，压在座椅上（图6-5）。

（5）冲撞时切忌喊叫，应紧闭嘴唇，咬紧牙齿，避免相撞时咬到舌头。

（6）冲撞一旦停止，所有人应尽快离开汽车，因为车祸时极有可能发生火灾。

四 受伤时的应急自救

(1) 如果驾驶员被方向盘撞击胸部后感觉剧痛或呼吸困难，或者颈椎、腰椎等受到冲撞，千万不要贸然移动身体，可只移动手臂拨打急救电话。

(2) 如有大量出血，应用毛巾或其他干净布料进行紧急止血，防止休克。

(3) 如发现肢体疼痛、肿胀、畸形等，可能是骨折，应制动或用就便器材简单固定。

第二节 汽车起火时的自救

一 发动机起火

(1) 驾驶员迅速停车，打开车门让乘车人下车。

(2) 切断电源，取下灭火器扑灭火焰（图6-6）。火势大时迅速拨打119报警。

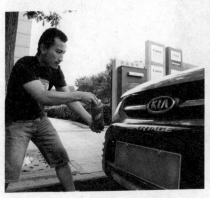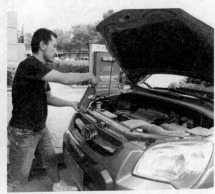

图 6-6 取下灭火器扑灭火焰

二 车厢货物起火

(1) 驾驶员驾驶汽车离开重要建筑（或人群密集处）后，迅速拨打119报警。

(2) 取下灭火器扑灭火焰。

(3) 如火一时无法扑灭，劝围观群众远离现场，以免发生爆炸时造成更大的伤害。

三 加油时起火

(1) 立即停止加油，迅速将车开出加油站。

(2) 用灭火器或衣服等扑灭油箱上的火焰。火势大时迅速拨打119报警。

(3) 如地面有流散的燃料，应用灭火器或沙土将地面的火焰扑灭。

四 公共汽车起火

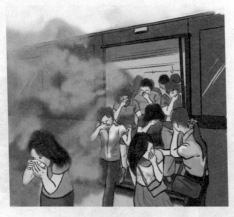

图6-7 有序逃生，防止踩踏

当公共汽车发生火灾时，因为车上人多，首先应考虑救人和报警，视着火部位确定有序逃生和自救的方法。注意防止拥挤踩踏事故的发生（图6-7）。

(1) 公共汽车的发动机起火，驾驶员应打开所有车门令乘客下车，再扑灭火灾。

(2) 如着火部位在车中间，驾驶员应让乘客从两边车门下车，再进行扑救。

（3）如火焰封住车门，乘客可用衣物蒙住头冲出去。

（4）当车门无法开启，乘客可从就近的窗户下车。密封的空调车车窗无法打开时，用救生锤（图6-8）砸碎车窗玻璃逃生。

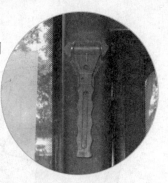

图 6-8　救生锤

第三节　汽车落水及水淹时的自救

汽车掉入水中时，要沉着冷静，尽量在下沉前的一分钟左右设法从车门或车窗逃生。即使汽车沉入水底，也有机会逃生。

一　坠落入水时的自我保护

（1）保持冷静，双手抓紧扶手或椅背，身体后仰，紧贴椅背，随车翻滚。

（2）紧闭嘴唇，咬紧牙齿，避免舌头被咬伤。

（3）汽车入水时不要着急打开车窗和车门，防止水涌进。

（4）打开前灯和车厢照明灯（图6-9），以便看清四周，也利于营救。

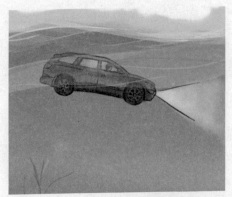

图 6-9　打开前灯和车厢照明灯

(5) 关上车窗和通风管道，保留车厢内的空气。

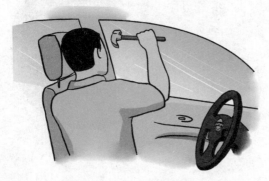

图 6-10　用榔头敲击车窗

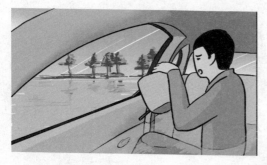

图 6-11　用坐椅头枕撬动车窗

二　水中自救逃生

(1) 耐心等待，直到车厢内水位不再上升。在此之前由于水压的影响，车门往往难以打开。

(2) 解开安全带，做一次深呼吸，打开车门或车窗跳出。

(3) 如车门打不开，可采取以下几种方式打碎车窗玻璃逃生。

a. 用车内自备的榔头、安全锤或方向盘锁等工具敲击车窗玻璃的四角（图6-10）。敲击时首选侧窗玻璃，前面的挡风玻璃很难被敲碎。玻璃破碎时要注意避免划伤。

b. 取下坐椅头枕，将其下面的钢管插进车窗的四角缝隙内（图6-11），用力撬动，破窗逃生。注意不要用坐椅头枕直接砸车窗玻璃，效果甚微。

c. 可用拖车钩或反握螺丝刀，采用甩击的方式砸碎车窗玻璃。砸击时应最大限度地接近玻璃四角。

d. 灭火器可以有效砸碎车窗玻璃，但如果灭火器质量不过关，则有爆炸可能，所以不到万不得已，不建议用此方法。

第四节 汽车爆胎时的应急

爆胎是汽车在高速行驶时的一种危险状况,具体表现为方向盘突然一抖,紧接着传来"砰"的一声巨响,车头随之一偏,等等。轮胎胎压过高或过低都会引起爆胎。

一 爆胎应急措施

(1) 前轮爆胎时,一定要握紧方向盘,尽可能地控制住汽车的行进方向,并打开双闪警示灯。动作要轻柔,不能反复猛打方向盘,更不能急踩刹车。等车速降下来后再轻点刹车辅助降速,直到汽车停止。最后下车竖立警示三角,防止二次事故。

(2) 后轮爆胎时,驾驶员应把稳方向盘,停止加速,等车速降下来后采用不断轻点刹车的方式辅助降速,直到汽车停稳。一般来说,后轮爆胎的危险性小于前轮爆胎,它不会使汽车陷入突然失控的危险境地,驾驶员只须握稳方向盘、冷静处理即可。

二 爆胎预防措施

(1) 出行前要检查轮胎的状况,特别是上高速公路前。除了重要的胎压之外,还要观察轮胎侧面是否有裂口、胎面磨损状况等,发现隐患应及时排除。

(2) 定期更换轮胎。一方面是因为轮胎有使用里程,一般为6万~8万公里,一些偏重舒适性的轮胎行驶3万~5万公里就需要更换。另一方面是因为轮胎作为橡胶制品,其保质期也就是几年。

第五节 汽车刮擦时的处理

一 汽车刮擦时的处理步骤

(1) 停车：车辆发生刮擦事故后，要立即选择合适的地点停车。比如在高速路上发生了小刮擦，就应当将车停在应急车道上，不要妨碍其他车辆通行。车后摆放警示三角。

(2) 报警：《道路交通事故处理程序规定》第八条规定了必须报警的八种情形，如果不属于这些情形，驾驶员可以选择自行达成协议，快速处理。

(3) 取证：查看车辆状况，并用手机、数码相机等对刮擦部位、车辆情况进行拍照。

(4) 记录：记下双方车辆信息与车主信息，比如车牌号、驾驶证、行驶证、保险证、联系方式等。

(5) 认责：根据交通法规迅速判定责任，达成协议。

(6) 理赔：先去保险理赔服务中心对车辆进行定损，然后凭修车发票等有效票据获得相应的保险赔款。

二 需要报警的情形

根据《道路交通事故处理程序规定》，如果有以下情形之一，驾驶员应当保护现场并立即报警。

(1) 造成人员死亡、受伤的。

(2) 发生财产损失事故，当事人对事实或者成因有争议的，以及虽然对事实或者成因无争议,但协商损害赔偿未达成协议的。

(3) 机动车无号牌、无检验合格标志、无保险标志的。

（4）载运爆炸物品、易燃易爆化学物品以及毒害性、放射性、腐蚀性、传染病病原体等危险物品车辆的。

（5）碰撞建筑物、公共设施或者其他设施的。

（6）驾驶人无有效机动车驾驶证的。

（7）驾驶人有饮酒、服用国家管制的精神药品或者麻醉药品嫌疑的。

（8）当事人不能自行移动车辆的。

图书在版编目（CIP）数据

机动车驾驶员救护手册/中国红十字会总会编．—北京：
社会科学文献出版社，2012.8（2014.12 重印）
（安全救护系列图书）
ISBN 978 - 7 - 5097 - 3335 - 6

Ⅰ．①机… Ⅱ．①中… Ⅲ．①机动车 - 交通运输事故 -
救护 - 手册　Ⅳ．①R459.7 - 62 ②U491.3 - 62

中国版本图书馆 CIP 数据核字（2012）第 076252 号

机动车驾驶员救护手册

编　　　者／中国红十字会总会

出　版　人／谢寿光
项目统筹／许春山
责任编辑／王珊珊

出　　　版／社会科学文献出版社·教育分社（010）59367278
　　　　　　地址：北京市北三环中路甲 29 号院华龙大厦　邮编：100029
　　　　　　网址：www.ssap.com.cn
发　　　行／市场营销中心（010）59367081　59367090
　　　　　　读者服务中心（010）59367028
印　　　装／北京画中画印刷有限公司

规　　　格／开　本：889mm×1194mm　1/32
　　　　　　印　张：2.25　字　数：53 千字
版　　　次／2012 年 8 月第 1 版　2014 年 12 月第 15 次印刷
书　　　号／ISBN 978 - 7 - 5097 - 3335 - 6
定　　　价／10.00 元

本书如有破损、缺页、装订错误，请与本社读者服务中心联系更换